Ruchi Gupta
Th Sujata Devi

Abordagem futurista no diagnóstico de cáries

Ruchi Gupta
Th Sujata Devi

Abordagem futurista no diagnóstico de cáries

ScienciaScripts

Cover image: www.ingimage.com

This book is a translation from the original published under ISBN 978-620-7-81065-9.

Publisher:
Sciencia Scripts
is a trademark of
Dodo Books Indian Ocean Ltd. and OmniScriptum S.R.L publishing group

120 High Road, East Finchley, London, N2 9ED, United Kingdom
Str. Armeneasca 28/1, office 1, Chisinau MD-2012, Republic of Moldova, Europe
Printed at: see last page
ISBN: 978-620-8-02810-7

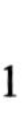

ÍNDICE DE CONTEÚDOS

INTRODUÇÃO

A cárie dentária é uma doença crónica dos dentes altamente prevalente que afecta indivíduos em todo o mundo. Quando se considera a inclusão de lesões iniciais na avaliação clínica, é evidente que apenas alguns indivíduos não são afectados pela cárie dentária. Nos últimos anos, tem-se registado uma mudança notável nos padrões de progressão da cárie dentária.[1] A taxa de progressão das lesões não cavitadas parece ser lenta. Esta caraterística permite a implementação de medidas preventivas quando as lesões são mais susceptíveis de serem travadas. A integração de técnicas convencionais com métodos mais avançados e precisos pode melhorar o diagnóstico da cárie e facilitar a monitorização dos tratamentos não cirúrgicos pelos clínicos.[2]

A deteção e o diagnóstico precoces da cárie dentária reduzem a perda irreversível da estrutura dentária, os custos do tratamento e o tempo necessário para a restauração dos dentes. A cárie dentária inicia-se frequentemente nas fissuras da superfície oclusal do dente. O exame convencional para a deteção de cáries é feito principalmente através de inspeção visual, sensação tátil e radiografias.[3] Embora estes métodos dêem resultados satisfatórios na deteção de lesões cavitadas, são geralmente inadequados para a deteção de lesões iniciais. Devido a estas deficiências, foram desenvolvidos novos métodos de deteção para ajudar a um melhor diagnóstico. Os critérios gerais para um método ideal de deteção de cáries incluem o seguinte: O método ideal de deteção de cáries deve captar toda a evolução da cárie, desde a fase inicial até à fase de cavitação,

Deve ser exato,

- Deve ser exato,

- Deve ser fácil de aplicar,

- Deve ser útil para todas as superfícies do dente, incluindo cáries adjacentes a restaurações,

- Deve avaliar a atividade da lesão,

- Deve ser sensível, permitindo a deteção de lesões em fases iniciais

O diagnóstico precoce da lesão de cárie é importante porque o processo carioso pode ser modificado através de tratamento preventivo para que a lesão não progrida. Se a doença de cárie puder ser diagnosticada numa fase inicial (por exemplo, lesão de mancha branca), a balança pode ser inclinada a favor da interrupção do processo através da modificação da dieta, da melhoria do controlo da placa bacteriana e da utilização adequada de flúor. Utilizando métodos de diagnóstico quantitativos não invasivos, deve ser possível detetar lesões numa fase inicial e, subsequentemente, monitorizar as alterações das lesões ao longo do tempo, durante as quais podem ser introduzidas medidas preventivas.[4]

A cárie dentária é uma doença crónica dos dentes altamente prevalente que afecta indivíduos em todo o mundo. Quando se considera a inclusão de lesões iniciais na avaliação clínica, é evidente que apenas alguns indivíduos não são afectados pela cárie dentária. Nos últimos anos, tem-se registado uma mudança notável nos padrões de progressão da cárie dentária. A taxa de progressão das lesões não cavitadas parece ser lenta. Esta caraterística permite a implementação de medidas preventivas quando as lesões são mais susceptíveis de serem travadas. A integração de técnicas convencionais com métodos mais avançados e precisos pode melhorar o diagnóstico da cárie e facilitar o acompanhamento dos tratamentos não cirúrgicos pelos clínicos. Sem ir ao dentista, a deteção de qualquer cárie ou problema relacionado com os dentes é muito complicada. A cárie dentária leva à dor e à perda de dentes. É importante detetar a cárie dentária numa fase inicial, a fim de evitar o seu agravamento.[5] De acordo com a OMS (Organização Mundial de Saúde), o tratamento das doenças dentárias é dispendioso e absorve cerca de 5-10% do orçamento dos cuidados de saúde. O procedimento normal para o diagnóstico da cárie dentária é a utilização de uma radiografia, de uma inspeção visual, de uma sonda dentária e de espelhos de mão. No entanto, a radiografia é considerada prejudicial e deve ser evitada. Embora a exposição à radiação seja mínima, a exposição contínua pode ter um efeito a longo prazo, danificando a estrutura molecular e causando danos.[6] Outro problema com a utilização dos raios X é o facto de não conseguirem detetar com precisão as "bolsas ocultas" (invisíveis à superfície dos dentes). Por último, grande parte deste procedimento é manual, o que o torna trabalhoso para os dentistas. A aprendizagem profunda é um tema vasto que tomou conta de quase todos os domínios. Trata-se de um subconjunto da aprendizagem automática, em que as máquinas têm de aprender elas próprias a partir dos dados fornecidos, com o mínimo de intervenção humana

Porquê novas tecnologias para a deteção precoce da cárie dentária? A necessidade de identificação e estadiamento clínico da presença, atividade e severidade da cárie dentária é de extrema importância na implementação de estratégias de tratamento que empregam modalidades não cirúrgicas cada vez mais importantes, tais como fluoretos, antimicrobianos, selantes e nenhum tratamento.1 A remineralização observada em lesões clinicamente paradas e a conversão de lesões clinicamente activas em inactivas apoiam a gestão não restauradora de lesões cariosas. Por conseguinte, são necessárias técnicas de diagnóstico sensíveis que forneçam compromissos aceitáveis entre sensibilidade e especificidade para uma vasta gama de aplicações para cuidados individuais dos doentes, bem como para fins de investigação. Nos últimos anos, foi desenvolvida e introduzida uma variedade de tecnologias inovadoras para ajudar os clínicos não só na deteção precoce de cáries, mas também para fazer um diagnóstico correto e tratar os casos de forma conservadora. Além disso, as diferenças na apresentação e comportamento da cárie em diferentes locais anatómicos tornam improvável que qualquer modalidade de diagnóstico tenha uma sensibilidade e especificidade de deteção adequadas para todos os locais.2 Assim, é agora universalmente reconhecido que o desenvolvimento de novas tecnologias para a deteção e quantificação da cárie dentária numa fase inicial da sua formação poderia proporcionar benefícios económicos e de saúde que vão desde intervenções preventivas atempadas até à redução do tempo necessário para ensaios clínicos de agentes anticárie.

INSPECÇÃO VISUAL

Embora existam muitos métodos diferentes para a deteção de cáries, o exame visual-tátil é considerado o método padrão e o mais utilizado nos exames clínicos de rotina. É normalmente combinado com radiografias intra-orais de bitewing. O exame visual, facilitado pela utilização de um espelho dentário e de um explorador com ponta esférica, deve ser efectuado suavemente em dentes limpos e secos. O Sistema Internacional de Deteção e Avaliação de Cáries (ICDAS) e os Critérios de Nyvad são os sistemas de pontuação mais utilizados. São utilizados para diagnosticar e avaliar clinicamente as cáries com base numa avaliação visual-tátil. A deteção de cáries de acordo com o método de exame visual-tátil depende do aspeto visual e das caraterísticas da superfície da lesão. As caraterísticas da superfície da lesão podem mudar de acordo com o estado da atividade da cárie. No caso de lesões de cárie activas, o processo de desmineralização progride e é acompanhado por uma rápida perda de minerais. As cáries activas do esmalte têm normalmente um aspeto esbranquiçado ou amarelado, com perda de brilho, e a textura é macia quando sondada. Encontra-se frequentemente nas fossas e fissuras, na margem gengival e sob os pontos de contacto proximais dos dentes anteriores e posteriores. Normalmente estão cobertas por placa bacteriana. Além disso, as lesões activas da dentina têm frequentemente uma cor acastanhada. A superfície da lesão é macia, parecida com queijo e frágil ao ser sondada. Por outro lado, quando o processo de desmineralização pára, a lesão é chamada de cárie parada. O aspeto das lesões é afetado pela interrupção da perda e/ou recuperação de minerais (remineralização). As superfícies das lesões de esmalte retidas são frequentemente de cor esbranquiçada ou acastanhada. São lisas e têm uma sensação de dureza à sondagem. Enquanto estão presas, as lesões de dentina têm frequentemente superfícies castanhas escuras/pretas que são duras e coriáceas à sondagem. Normalmente, as lesões presas não estão cobertas por placa bacteriana. Pensa-se que o exame visual-tátil pode ser efectuado e interpretado rapidamente, com um mínimo de invasão e poucos custos, para além da formação profissional. Para além da excelente precisão e desempenho de diagnóstico do exame visual-tátil na deteção de lesões de cárie, permite uma melhor inspeção do campo de interesse, como a deteção da presença de acumulação de placa bacteriana, que pode afetar o planeamento do tratamento. No entanto, confiar apenas na avaliação visual-tátil pode levar a diagnósticos errados e à subestimação de lesões de cárie precoces. Isto ocorre principalmente em superfícies inacessíveis, tais como as superfícies proximais onde estão presentes dentes adjacentes. Para ultrapassar as suas limitações, devem ser atribuídas diferentes modalidades de diagnóstico para a deteção de cáries, para além do exame visual-tátil durante o exame, que é um dos métodos de diagnóstico mais comuns aplicados pelos dentistas. Para fazer uma avaliação exacta, os dentes devem estar limpos, secos e examinados sob uma fonte de luz. No exame visual, são avaliadas as alterações na estrutura do dente, tais como: dissolução do esmalte, lesões de manchas brancas, descoloração, rugosidade da superfície e presença de cavitação. Quando iluminados, os tecidos cariados dispersam a luz e fazem com que o esmalte pareça mais branco e opaco. Isto deve-se ao aumento da porosidade causado pela desmineralização. Da mesma forma, quando a dentina sofre desmineralização, observa-se uma sombra sob o esmalte intacto. Quando a cárie progride, a superfície rompe-se e forma-se uma cavitação. No Workshop Internacional de Consenso sobre Ensaios Clínicos de Cárie, realizado na Escócia em 2002, foi salientada a importância da deteção precoce da cárie e foi proposta a ideia do desenvolvimento do Sistema Internacional de Deteção e Avaliação da Cárie (ICDAS). Em 2005, os critérios do ICDAS foram revistos e publicados como ICDAS II. De acordo com estudos, o ICDAS fornece resultados fiáveis e precisos na identificação de lesões precoces de cárie e de alterações que ocorrem a longo prazo. Os códigos básicos são os seguintes

0. superfície dentária sólida,

1. Primeira alteração visual do esmalte,

2. Alteração visual distinta no esmalte,

3. Quebra localizada do esmalte devido a cáries sem dentina visível,

4. Sombra escura subjacente da dentina (com ou sem degradação do esmalte),

5. Cavidade distinta com dentina visível,

6. Cavidade extensa e distinta com dentina visível.

SENSAÇÃO TÁCTIL

A utilização da deteção tátil tem sido um pilar da medicina dentária clínica há mais de 100 anos, e a utilização de uma sonda afiada ou explorador como método de deteção de cáries persiste tanto na prática clínica como no ensino pré-graduado de medicina dentária. Há pelo menos duas décadas que se recomenda que esta técnica seja limitada ou substituída para a deteção de cáries de superfície lisa ou fissural. Isto deve-se à quantidade limitada de informação adicional que o exame tátil fornece, para além da que pode ser obtida utilizando outras técnicas de deteção, e também aos possíveis danos que podem ser causados ao esmalte desmineralizado durante o procedimento de "sondagem". Recomenda-se que seja utilizada apenas uma sonda com ponta esférica, especialmente para verificar a integridade/rasura da superfície do esmalte. O explorador e o fio dentário são utilizados para o exame tátil, mas a utilização de um explorador não é preferível porque;

1. A ponta afiada do explorador pode produzir defeitos traumáticos na superfície do esmalte,

2. As bactérias cariogénicas podem ser transferidas de uma superfície dentária para outra,

3. A sondagem pode causar cavitação e fratura nas lesões incipientes,

4. Os exploradores têm baixa sensibilidade, o que resulta em lesões não detectadas.

Se o explorador se prender ou resistir à remoção quando é aplicada uma pressão moderada, e se esta for acompanhada por uma das seguintes situações

- Suavidade na base da lesão,

- Opacidade adjacente à fossa ou fissura,

- Se o esmalte estiver amolecido adjacente à fossa e à fissura, podemos concluir que a área está cariada. Pickard, propôs a utilização do fio dentário para a deteção de cáries. Quando há acúmulo de alimentos entre os dentes e o fio dental está desgastado ao passar pela área de contacto, isso pode ser uma indicação de cárie.

RADIOGRAFIA

A radiografia tem sido um pilar da prática clínica dentária durante quase 100 anos. As limitações da radiografia estão na deteção de lesões cariosas oclusais, especialmente nas suas fases iniciais. A sensibilidade e a exatidão têm sido consideradas baixas, especialmente para lesões no esmalte, pelo que a radiografia deve ser utilizada em conjunto com outros métodos de deteção, como a transiluminação. A validade dos resultados é afetada pela experiência e formação dos clínicos, sendo que os clínicos mais experientes apresentam uma sensibilidade mais baixa e uma especificidade mais elevada quando comparados com estudantes universitários. A utilização da radiografia digital tornou-se comum entre muitos profissionais. As capacidades de deteção da radiografia digital são consideradas semelhantes às dos métodos baseados em filme e têm a vantagem de reduzir a exposição à radiação e também a capacidade de transferir prontamente as imagens. A utilização de métodos radiográficos de subtração aumentou a precisão e a reprodutibilidade em comparação com a avaliação visual das imagens. A deteção assistida por computador utilizando a radiografia bitewing pode melhorar a precisão, especialmente quando as lesões são mais profundas do que metade do esmalte. A sensibilidade da deteção de lesões cavitadas e não cavitadas em dentes posteriores aumentou de 0,34 para 0,63 depois de a deteção tátil ter sido incluída na radiografia; a especificidade diminuiu de 0,99 para 0,93 depois de a deteção tátil ter sido adicionada à deteção radiográfica.

A utilização de uma radiografia bitewing como adjuvante do exame clínico poderia permitir uma deteção mais sensível das lesões de cárie proximais e oclusais na dentina e uma melhor estimativa da profundidade da lesão do que a inspeção visual realizada isoladamente. Além disso, a monitorização das lesões de cárie poderia ser mais fiável e precisa do que a utilização do exame clínico convencional isolado.A projeção de

Bitewing é a técnica radiográfica mais adequada para a deteção de cáries. Esta técnica requer um suporte de filme com uma asa para o paciente morder.

IMAGIOLOGIA **POR RAIOS X**

RADIOGRAFIAS CONVENCIONAIS

Convencionalmente, as radiografias periapicais intra-orais (IOPA) e as radiografias de asa de mordida são dois tipos de técnicas popularmente empregues. Outras, como as radiografias oclusais e panorâmicas, são importantes, mas raramente utilizadas na deteção de cáries. As vistas oclusais e panorâmicas são utilizadas para detetar outras lesões patológicas da cavidade oral e para educar o público através de uma visão mais ampla da cavidade oral.

As radiografias periapicais são principalmente úteis para detetar alterações sobre as raízes e entre os dentes. No entanto, se for utilizada a técnica de parelleling para a obtenção da radiografia periapical, a utilidade desta projeção para a deteção de cáries em dentes anteriores e posteriores aumenta.

Radiografia intra-oral: A maioria dos profissionais de saúde oral que exercem a sua atividade há alguns anos desenvolveram rotinas que resultaram em personalidades práticas distintas. Geralmente são boas, mas por vezes estas rotinas podem precisar de ser avaliadas para ver se ainda cumprem os bons princípios científicos aceites pela profissão. Uma dessas rotinas pode ser os critérios de seleção radiográfica que foram recentemente actualizados pela ADA e pela FDA.

A radiografia é útil para a deteção de cáries dentárias porque o processo de cárie provoca a desmineralização do dente. A lesão é mais escura do que a parte não afetada e pode ser detectada nas radiografias. Uma lesão cariosa precoce pode ainda não ter causado desmineralização suficiente para ser detectada nas radiografias. É frequentemente útil montar conjuntos sucessivos de radiografias bitewing num suporte de película para facilitar a comparação e a avaliação da evidência de progressão. A radiografia intra-oral pode revelar lesões cariosas que, de outra forma, poderiam não ser detectadas durante um exame clínico completo. Por outro lado, as lesões cariosas precoces são difíceis de detetar com radiografias, particularmente quando são pequenas e limitadas ao esmalte. Por conseguinte, são necessários exames clínicos e radiográficos para a deteção de cáries dentárias. As radiografias bitewing posteriores são as projecções de raios X mais úteis para detetar cáries no terço distal de um canino e nas superfícies interproximais e oclusais de pré-molares e molares.

Radiografia extra-oral: As técnicas radiográficas extra-orais para a deteção de cáries proximais foram estudadas e provaram ser inferiores às técnicas intra-orais. No entanto, o foco principal foi a radiografia panorâmica convencional. Clifton et al. utilizaram tomografia multidirecional e radiografia panorâmica, bem como filme intra-oral D-speed para avaliação combinada de cáries proximais e oclusais. Concluiu-se que quando as superfícies proximais foram avaliadas isoladamente, a película D-speed foi significativamente melhor. Para as cáries oclusais, não houve diferença estatisticamente significativa entre a tomografia multidirecional e a película D-speed.

Um estudo demonstrou que as imagens de scanogramas têm potencial para ser a primeira modalidade prática de imagiologia extra-oral para a deteção de cáries proximais. Os factores de influência a serem discutidos são a amostra, as técnicas de exposição, a resolução e a melhoria do contraste. Neste estudo, o desempenho da película de ecrã e dos scanogramas digitais melhorados não foram estatisticamente diferentes da película Insight para a deteção de cáries proximais. Os scanogramas digitais não melhorados apresentaram uma precisão de diagnóstico inferior estatisticamente significativa à da película Insight.

Além disso, Alkurt MT demonstrou que o desempenho de diagnóstico das películas de velocidade E e F e da radiografia digital direta é semelhante para a deteção de cáries proximais.

Radiografia intra-oral bitewing

As radiografias intra-orais são utilizadas por rotina em conjunto com o exame visual-tátil para detetar cáries em áreas inacessíveis. A radiografia de bitewing é a radiografia intra-oral mais frequentemente utilizada para avaliar superfícies inacessíveis. Tem sido referido que o exame radiográfico é mais sensível do que o exame visual-tátil para detetar lesões dentinárias proximais e oclusais, determinar a profundidade da lesão e seguir o comportamento da lesão. A utilização da tecnologia de radiografia digital intra-oral oferece a vantagem de um exame e manipulação de imagem mais rápidos do que a técnica de radiografia com película. Permite a manipulação das caraterísticas da imagem (como o contraste, o brilho, a nitidez e outros parâmetros) para melhorar a nitidez das imagens para um melhor diagnóstico e monitorização. O exame radiográfico, por outro lado, tem várias limitações, como a exposição à radiação ionizante. Este risco pode ser pequeno mas real, pelo que deve ser ponderada uma avaliação cuidadosa da idade do doente, do risco de cárie e do tempo decorrido desde a última radiografia. Além disso, a radiografia não consegue distinguir entre lesões activas e paradas e, ocasionalmente, entre lesões não cavitadas e cavitadas. O desempenho do exame depende da competência e experiência do examinador, das condições de visualização e do tipo de objeto examinado. Além disso, o exame radiográfico intra-oral, em conjunto com o exame visual-tátil, proporciona uma elevada especificidade mas uma baixa sensibilidade na deteção de lesões de cárie precoces. Uma radiografia intra-oral pode detetar lesões de cárie com apenas 30-60% de desmineralização, pelo que normalmente subestima a extensão das lesões de cárie.

As radiografias são utilizadas em diagnósticos mais precoces de cáries proximais em comparação com o método visual-tátil. No entanto, uma lesão oclusal observada numa radiografia bitewing pode ter progredido para o terço médio da dentina. Por conseguinte, já não é considerada uma lesão precoce que possa ser tratada com técnicas de remineralização. Este facto é explicado pelo ruído anatómico causado pela complexidade das estruturas da coroa sobrepostas nas imagens bidimensionais, tornando mais difícil a deteção de lesões oclusais precoces

Radiografia digital: Uma radiografia digital mostra uma imagem formada e representada por um conjunto espacialmente distribuído de sensores e pixéis discretos. As técnicas digitais, sem película, para radiografia intra-oral foram desenvolvidas por várias razões importantes como: A película convencional absorve apenas uma pequena percentagem dos raios X que a atingem, utilizando muito pouco da radiação a que o doente foi exposto; um mau procedimento na câmara escura pode conduzir a doses desnecessariamente elevadas de radiação e à perda de informações de diagnóstico; a revelação de películas é morosa e as soluções de revelação e fixação são perigosas para o ambiente. A radiografia digital ofereceu o potencial para aumentar o rendimento de diagnóstico das radiografias dentárias. Manifestou-se na radiografia de subtração. Uma radiografia digital é composta por um número de pixéis. Cada pixel tem um valor entre 0 e 255, sendo 0 preto e 255 branco, e os valores intermédios representam tons de cinzento, pelo que se pode rapidamente perceber que uma radiografia digital, com um potencial de 256 níveis de cinzento, tem uma resolução significativamente inferior à de uma radiografia convencional, que contém milhões de níveis de cinzento.12 As sensibilidades e especificidades das radiografias digitais são significativamente inferiores às das radiografias normais na avaliação de pequenas lesões proximais. No entanto, as radiografias digitais oferecem o potencial de melhoria da imagem através da aplicação de uma série de algoritmos, alguns dos quais melhoram a extremidade branca da escala de cinzentos (como Rayleigh e a probabilidade logarítmica hiperbólica) e outros a extremidade preta (função de raiz cúbica hiperbólica). As radiografias digitais permitem uma diminuição da dose radiográfica, oferecendo assim vantagens adicionais para além do rendimento diagnóstico. A maioria dos profissionais de saúde oral que exercem a sua atividade há alguns anos desenvolveram rotinas que resultaram em personalidades clínicas distintas. Em geral, estas rotinas são boas, mas por vezes podem ter de ser avaliadas para verificar se ainda cumprem os bons princípios científicos aceites pela profissão. Uma dessas rotinas pode ser os critérios de seleção radiográfica que foram recentemente actualizados pela ADA e pela FDA. O exame radiográfico tem grande valor na deteção de lesões de cárie, especialmente quando estas não são clinicamente visíveis. Na população com baixo índice de cárie, como resultado do uso de flúor, a superfície do esmalte não se decompõe, dificultando a deteção de cáries. Nos últimos anos, a incidência de tais lesões aumentou drasticamente. De acordo com estudos, a radiografia bitewing tem-se revelado um método eficaz na deteção de cáries proximais e cáries ocultas. Para além das suas vantagens, as radiografias também têm algumas limitações. Por esta razão, é aconselhável utilizar a avaliação clínica juntamente com a imagem radiográfica. As desvantagens da radiografia são as seguintes ;

- Os contactos proximais estão sobrepostos,

- A profundidade da lesão pode parecer aumentada devido à angulação, o que pode levar a um falso diagnóstico,

- As lesões oclusais podem não ser detectadas devido à sobreposição das cúspides vestibulares e linguais,

- A verdadeira causa da radiolucência não pode ser determinada se é devida a cáries, reabsorção ou desgaste,

- A desmineralização superficial das superfícies vestibular e lingual pode parecer uma cárie proximal,

- As cáries activas e as paralisadas não podem ser distinguidas nas radiografias,

- As radiografias podem dar resultados falsos positivos devido a um fenómeno chamado "efeito de banda de Mach". Neste fenómeno percetual, o contraste entre as áreas escuras e claras aumenta, resultando numa banda de demarcação escura. Este efeito provoca a formação de uma área radiolúcida na junção dentina-esmalte,

- O burn out cervical é outro fenómeno ótico em que se observa uma área radiolúcida em forma de cunha entre o osso e a junção cemento-esmalte. Este efeito deve-se à densidade dos tecidos e à baixa penetração dos raios X na região cervical. Apesar das desvantagens, as radiografias são o instrumento de diagnóstico mais utilizado e, com o desenvolvimento de novas técnicas, muitos dos problemas estão a ser resolvidos. As técnicas radiográficas extra-orais para a deteção de cáries proximais foram estudadas e provaram ser inferiores às técnicas intra-orais. No entanto, o foco principal foi a radiografia panorâmica convencional.

Clifton et al. utilizaram tomografia multidirecional e radiografia panorâmica, bem como película D-speed intra-oral para avaliação combinada de cáries proximais e oclusais. Concluiu-se que quando as superfícies proximais foram avaliadas isoladamente, a película D-speed foi significativamente melhor. Para as cáries oclusais, não houve diferença estatisticamente significativa entre a tomografia multidirecional e a película D-speed.

A utilização da radiografia digital resolve duas desvantagens primárias da película dentária, as doenças periapicais, como se pensava anteriormente. O aumento do rendimento do diagnóstico de cáries pode ser possível com métodos de imagem tridimensionais (3D). No entanto, os dentistas em geral utilizam atualmente imagens bidimensionais (2D) e, embora existam modalidades de TC/RM para os hospitais, não existem sistemas para o diagnóstico de cáries em clínica geral. As opções de imagiologia 3D para tarefas de diagnóstico dentoalveolar estão atualmente limitadas a diferentes formas de TC local, incluindo microtomografia de raios X (XMT), tomografia computorizada de abertura sintonizada (TACT) e TC super-orto-cúbica.

DIAGNÓSTICO AJUDADO POR COMPUTADOR: Os métodos radiográficos ajudados por computador exploram o potencial de medição dos computadores na avaliação e registo do tamanho da lesão.

A variação entre observadores na interpretação de radiografias é bem conhecida. Nos últimos anos, o desenvolvimento dos computadores tornou possível a utilização de procedimentos automatizados capazes de ultrapassar em grande medida as deficiências do olho humano. Foram desenvolvidos programas informáticos para a interpretação automática de radiografias digitais, a fim de normalizar a avaliação das imagens.

Estes programas baseiam-se no "sistema especializado" que contém factos sobre as condições patológicas. O médico introduz os dados do doente e o programa compara os dados do doente com os conhecimentos básicos da patologia. Este programa indica-nos o diagnóstico possível e até as possibilidades de outras doenças. O sistema pode sugerir a necessidade de testes adicionais para melhorar a fiabilidade do resultado do diagnóstico.

As vantagens deste método são as seguintes A análise automatizada permite a observação sensível e objetiva de lesões mais pequenas que, de outro modo, não são perceptíveis a olho nu, a monitorização da lesão e a quantificação de pequenas lesões. As suas limitações são: necessidade de normalização da geometria de exposição, maior sensibilidade mas menor especificidade, consumo de tempo e custo elevado. [A utilização do diagnóstico assistido por computador (CAD) de doenças está bem estabelecida na radiologia médica, tendo sido utilizada desde a década de 1980 na Universidade de Chicago e noutros centros médicos para ajudar no diagnóstico de nódulos pulmonares, cancro da mama, osteoporose e outras tarefas radiográficas complexas.

Na comunidade médica, tem sido feita uma distinção importante entre o diagnóstico automático por computador e o diagnóstico assistido por computador. A principal diferença é que, no diagnóstico automatizado por computador, o computador efectua a avaliação do material de diagnóstico, ou seja, as radiografias, e chega ao diagnóstico final sem qualquer intervenção humana. No diagnóstico assistido por computador, tanto um médico como um computador avaliam a radiografia e chegam a um diagnóstico separadamente. Dependendo do nível de confiança do médico, este efectua o diagnóstico final ou utiliza o diagnóstico do computador, se este for diferente do do médico.

CORANTES PARA DETECÇÃO DE CÁRIES

Em 1972, foi sugerido que os corantes detectores de cáries poderiam ajudar a diferenciar a dentina infetada da dentina afetada. No entanto, estudos mais recentes demonstraram que estes corantes são corantes proteicos não específicos que coram o colagénio na matriz orgânica da dentina menos mineralizada, quer esteja infetada ou não, em vez de serem específicos para as bactérias patogénicas. Existem duas camadas de descalcificação na dentina cariada. A primeira é a camada mole e infetada que não tem capacidade de remineralização. A segunda é dura, intermediariamente descalcificada e tem a capacidade de remineralização. Muitos estudos foram realizados para diferenciar essas camadas. Embora existam opiniões que afirmam o benefício dos corantes para a deteção de cáries, também existem opiniões de que os corantes podem levar a uma sobre-redução na dentina. A maioria das investigações clínicas concluiu que os corantes de deteção de cáries não coram as bactérias, mas sim a matriz orgânica menos mineralizada. Num estudo de Demarco et al. sugeriram que os restos de corante que permanecem nas paredes da cavidade podem causar uma diminuição da resistência ao cisalhamento entre as restaurações de compósito e o esmalte.Se um objeto é difícil de distinguir do seu fundo, a cor induzida pelo corante pode facilitar a sua visualização, ou, se vários objectos têm uma aparência semelhante, a coloração de um corante pode discriminá-los e permitir a sua identificação. A observação da coloração pode ser qualitativa ou quantitativa. Para uma avaliação qualitativa é suficiente observar uma mudança de cor ou diferenciar os objectos coloridos dos não coloridos. Para uma avaliação quantitativa, é necessário medir a quantidade de coloração ou a intensidade da cor. A quantidade de coloração pode ser determinada, por exemplo, contando o número de células coradas e comparando-o com o número de células não coradas, ou uma medição da área de coloração comparada com a área não corada. A intensidade da cor pode ser determinada através da medição da absorção ou da fluorescência, que são, de certa forma, grandezas opostas. A absorção pode ser medida através da quantificação da diminuição da intensidade da luz num determinado comprimento de onda e a fluorescência através da quantificação do aumento da intensidade da luz num determinado comprimento de onda. □ Na cariologia, observa-se mais frequentemente o aspeto visual dos corantes porque, tradicionalmente, para o diagnóstico, a identificação é muito mais importante do que a quantificação. A quantificação de lesões cariosas tem sido reconhecida como uma ferramenta importante para avaliar o nível de mineralização. A quantificação das lesões permite monitorizar o estado das lesões como estando paradas ou a progredir.

a. Os corantes devem preencher os seguintes critérios antes de serem recomendados para utilização clínica.

b. Os corantes devem ser absolutamente seguros para utilização intra-oral.

c. Os corantes devem ser específicos e corar apenas o tecido que se pretende corar.

d. Os corantes devem ser facilmente removidos e não devem provocar manchas permanentes.

Existem duas camadas de descalcificação na dentina cariada. A primeira é a camada mole e infetada que não tem a capacidade de remineralização. A segunda é dura, intermediariamente descalcificada e tem a capacidade de remineralização. Muitos estudos foram realizados para diferenciar essas camadas. Embora existam opiniões que afirmam o benefício dos corantes para a deteção de cáries, também existem opiniões de que os corantes podem levar a uma sobre-redução na dentina. A maioria das investigações clínicas concluiu que os corantes de deteção de cáries não coram as bactérias, mas sim a matriz orgânica menos mineralizada.

Num estudo de Demarco et al. sugeriram que os restos de corante que permanecem nas paredes da cavidade podem causar uma diminuição da resistência ao cisalhamento entre as restaurações de compósito e o esmalte.

Os corantes indicadores de cárie são corantes proteicos não específicos que coram a matriz orgânica da dentina menos mineralizada, incluindo a dentina circumpulpar normal e a dentina sã na área da junção amelo-dentinária. O corante é suposto corar apenas o tecido infetado e é defendido como uma técnica de remoção de cáries "indolor" sem anestesia local. A técnica é trabalhosa, pois é guiada pela coloração, envolve múltiplas repetições de aplicação e remoção do corante e requer o uso de uma broca de baixa velocidade.

Corantes para deteção de esmalte cariado

 A cárie dentária precoce é caracterizada pela desmineralização através do aumento da porosidade. É possível identificar áreas mais porosas através da penetração selectiva de corantes. Vários estudos com a utilização de corantes comuns demonstram uma penetração diferencial destes corantes através do esmalte. O corante é considerado não apenas como um marcador de lesões extensas e evidentes. Os corantes são úteis como meio de identificar áreas circunscritas de áreas de esmalte desmineralizado que são facilmente observadas sem coloração.

1. **Corantes Procion**

 Para corar lesões do esmalte

 A coloração é irreversível porque o corante reage com os grupos -OH e _NH2 e actua como fixador.

 Também utilizado em neurologia como corante vital

2. **Calceína**

 Para medir a infiltração no esmalte cariado

 Complexa-se com o cálcio e permanece ligado à lesão.

 A penetração in vitro é melhor do que in vivo

3. **Zyglo ZL - 22**

 Inadequado para uso intra-oral

 Penetra nos micrósporos das lesões e pode tornar-se visível por iluminação ultravioleta.

 Também penetra nas zonas onde não são visíveis manchas brancas.

□ Solventes de transporte. Foram utilizados etanol, água e propilenoglicol, dos quais a solução etanólica de corante produziu os resultados mais promissores.

4. **Zyglo ZL - 30A**

A desmineralização in vitro pode ser quantificada pela quantidade de corante medida. Outra forma de quantificação é através da medição da fluorescência por meio de um fotodíodo e de fibra ótica enquanto o corante ainda está presente na lesão.

5. **Fluorol 7GA**

a. A intensidade da fluorescência pode ser bem correlacionada com a perda mineral medida por microradiografia. Este método pode ser aplicado in vivo.

b. Para melhorar a qualidade de diagnóstico da iluminação trans de fibra ótica, foi utilizado o Azul Brilhante. Um melhor controlo foi a única observação feita a partir de fotografias que foram analisadas com um colorímetro para detetar diferenças de cor.

□ **Corantes utilizados para a deteção de dentina cariada**

-Na dentina cariada humana podem ser identificadas duas camadas de descalcificação: uma camada de dentina descalcificada que é mole e não pode ser remineralizada; e uma segunda camada descalcificada que é dura, com descalcificação intermédia e pode ser remineralizada.

□ A fucsina básica a 0,5% em propilenoglicol é bem sucedida. Um limite distinto separa as zonas coradas das não coradas. Aparentemente, a invasão bacteriana coincide com a coloração e não são encontradas bactérias quando toda a dentina corada foi removida. A solução corante é recomendada como um guia clínico para a remoção completa da dentina infetada por bactérias. A fucsina básica foi substituída pelo vermelho ácido devido ao seu potencial carcinogénico.

- O Acid red é específico e mais fiável do que a avaliação clínica para a remoção completa de dentina infetada por bactérias e dentina cariada mole.
- O azul de metileno é utilizado, mas é ligeiramente tóxico
- Foram também utilizados corantes que reagem com o ácido, mas são inespecíficos.
- A coloração pelo corante resulta da desnaturação do colagénio, mas não da perda de minerais.
- A vantagem da utilização de corantes fluorescentes em relação aos corantes absorventes reside no facto de a fluorescência poder ser observada mais claramente do que a absorvância. Os corantes fluorescentes são pouco visíveis após a aplicação, exceto se forem iluminados com uma fonte de luz especial. Assim, são menos intrusivos do que os corantes absorventes.

Precisão dos corantes detectores de cáries

Um auxiliar de diagnóstico deve apresentar um nível muito baixo de falsos positivos para evitar tratamentos desnecessários. No entanto, num estudo, quando o nível de infeção da dentina corada e não corada na junção esmalte-dentina foi medido na conclusão da preparação da cavidade, descobriu-se que nem toda a dentina corada estava infetada. Cinquenta e dois por cento das cavidades completas mostraram coloração em alguma parte da junção esmalte-dentina, mas a análise microbiológica subsequente dos locais corados e não corados resultou na recuperação de níveis muito ligeiros de infeção, sem diferenças entre os locais. Estes níveis bacterianos foram considerados clinicamente insignificantes. Por outro lado, também foi demonstrado que a ausência de coloração não garante a eliminação das bactérias. Atualmente, está claramente estabelecido que estes corantes não coram as bactérias, mas sim a matriz orgânica da dentina menos mineralizada. A falta de especificidade dos corantes detectores de cáries foi confirmada em 1994 por Yip e outros, que correlacionaram a localização da dentina corável com a densidade mineral. Os corantes não coraram as bactérias nem delinearam a frente bacteriana, mas coraram o colagénio associado a uma matriz orgânica menos mineralizada. Ainda mais significativo foi o facto de que, quando estes autores utilizaram os corantes em dentes primários e permanentes humanos recém-extraídos e sem cáries, descobriram que a dentina sólida circum-pulpar e a dentina sólida na junção dentino-esmalte absorveram o corante devido à maior proporção de matriz orgânica normalmente presente nestes locais.

□ Alguns compostos novos

1. Verde Carbolan

2. Coomasie azul

3. Azul de lisamina

□ **Cari-D-Tect** - contém uma combinação de 2% de sais dissódicos vermelhos e azuis que tingem de azul escuro a verde azulado.

Caridex

Consiste em duas soluções

a) Solução I: NaOCl a 1%

b) Solução II: Glicina, ácido aminobutírico, NaCl e NaOH

As duas soluções são misturadas imediatamente antes da utilização para obter o reagente de trabalho [pH 12], que é estável durante 1 hora.

Sistema de entrega

O sistema de administração disponível para o Caridex é constituído por um reservatório para a solução, um aquecedor e uma bomba que fazem passar o líquido, aquecido à temperatura corporal, através de um tubo para uma peça de mão e uma ponta aplicadora (em várias formas e tamanhos).

A solução é aplicada na lesão cariosa através desta aplicação, que é utilizada para soltar a dentina cariada através de uma suave ação de raspagem, sendo os detritos e a solução gasta removidos por aspiração. A aplicação deve ser continuada até que a dentina remanescente seja considerada sã por critérios clínicos tácteis normais. Com lesões moles acessíveis adequadas, após 15 a 20 minutos de tratamento, apenas resta dentina clinicamente sã.

O reagente remove seletivamente a dentina cariada, deixando uma superfície com muitas saliências e cortes inferiores. O procedimento evita a remoção dolorosa da dentina sã, mas é ineficaz na remoção de partes duras da lesão (dentina eburnada). Recentemente, foi demonstrado que a descoloração da dentina cariada resulta da reação de Maillard que modifica os aminoácidos do colagénio, tornando-os mais resistentes ao ataque proteolítico e inibindo a progressão da lesão na dentina descolorida.

Modo de ação

O mecanismo de ação da Nmonocloroglicina e do ácido N-monocloroaminobutírico sobre o colagénio não é claro. Inicialmente, pensava-se que o procedimento envolvia a cloração do colagénio parcialmente degradado na lesão cariosa e a conversão da hidroxiprolina em ácido pirrole-2-carboxílico. Outros trabalhos sugerem que a clivagem por oxidação dos resíduos de glicina poderia estar envolvida, o que provoca a rutura das fibrilas de colagénio, que se tornam mais friáveis e podem então ser removidas.

Limitações do sistema caridex

1. Os instrumentos rotativos ou manuais podem ainda ser necessários para a remoção de tecido ou material que não o colagénio dentinário degradado - acesso a lesões cariosas pequenas ou interproximais, remoção do esmalte sobreposto à cárie, remoção de restaurações existentes, bem como para o desenho da cavidade quando são utilizados materiais de restauração não adesivos.

2. O sistema requer grandes volumes de solução - 200-500 ml - e o procedimento é lento e dispendioso.

3. Devido ao tempo necessário, aos grandes volumes de solução necessários e ao facto de o sistema de administração já não estar disponível comercialmente, a utilização do caridex, apesar do seu potencial, tornou-se mínima.

Remoção químico-mecânica de cáries (CARISOLV): Envolve o amolecimento químico da dentina cariada seguido da sua remoção por escavação suave. O Carisolv foi desenvolvido em janeiro de 1998 na Suécia. É um gel que contém ácido glutâmico, leucina, lisina, cloreto de sódio, eritrosina, carboximetilcelulose, água, hidróxido de sódio e um líquido transparente que contém hipoclorito de sódio a 0,5%.

O Carisolv gel está disponível comercialmente em duas embalagens diferentes:-

Carisolv gel - Multimix

€ Carisolv gel - Mistura única

€ O Carisolv gel é comercializado em 2 seringas. Partes iguais das duas são misturadas para formar a substância ativa do gel.

a) Seringa I: NaOCl a 0,5%

b) Seringa II: Aminoácidos - Lisina, Leucina e ácido glutâmico, Carboximetilcelulose, Eritrocina e NaOH Fig- 1: Carisolv gel (Fonte: Ozident website)

Propriedades

A primeira versão comercializada do gel Carisolv era vermelha, mas nos últimos anos o gel passou a ser incolor, sendo preparado na Universidade de Goteborg, na Suécia. Foi necessário aumentar a quantidade de cloraminas livres para melhorar a sua eficácia, o que, por sua vez, exigiu uma maior concentração de hipoclorito de sódio. O efeito de uma maior concentração de hipoclorito de sódio é que o agente corante é removido e o gel é incolor.

Modo de ação

O principal modo de ação baseia-se na utilização de um agente proteolítico não específico chamado hipoclorito de sódio e na interação eficaz de três aminoácidos (ácido amino butírico glicina 0,1M, NaOCl 0,1M e NaOH 0,1) com a dentina cariada, removendo os componentes orgânicos à temperatura ambiente. O gel é eficaz um minuto após a mistura. O gel é aplicado repetidamente na dentina cariada e a cárie amolecida dissolvida pelo gel Carisolv é suavemente removida com instrumentos manuais especialmente concebidos para o efeito, preservando assim a camada remineralizável da dentina, sem falar na dentina sã subjacente.

O mecanismo do gel baseia-se no efeito proteolítico do hipoclorito de sódio. Dissolve a dentina infetada, uma vez que o cloro decompõe o colagénio degradado. Os aminoácidos intensificam o efeito sobre o colagénio desnaturado. Não têm efeitos prejudiciais sobre os tecidos dentários duros e saudáveis. Quando a remoção completa da cárie é conseguida através desta técnica€, a superfície da cavidade tem-se revelado tão sólida como após a perfuração convencional.

Os estudos de toxicidade demonstraram que a solução é€ segura e não tem efeitos adversos na polpa ou nos tecidos saudáveis, embora alguns pacientes achem o sabor desagradável. Geralmente, isto não constitui um problema e a aceitação dos pacientes é elevada.

Foi relatado que o gel tem uma ação antibacteriana€ , mas esta ação ainda não foi completamente documentada.

A superfície da dentina tratada com Carisolv parece ser€ compatível com a técnica adesiva de restauração.

Não foi observada qualquer redução na força de adesão€ permitindo a colocação de restaurações adesivas. É amplamente aceite que o Carisolv aumenta potencialmente a adesão à dentina, mas não elimina a necessidade de pré-tratamento com um condicionador ou sistema adesivo autocondicionante antes da restauração.

Vantagens

As vantagens incluem a redução da necessidade de anestesia local, a conservação da estrutura dentária sólida e a redução do risco de exposição pulpar. É adequado para o tratamento de pacientes ansiosos ou medicamente comprometidos e de pacientes pediátricos. Este método causa menos desconforto em comparação com a perfuração, mas demora mais tempo a executar.

Vantagens em relação ao Caridex

O sistema Carisolv é muito mais fácil de utilizar do que o Caridex.

1. Como se trata de um gel e não de um líquido, há um melhor contacto com a lesão cariosa e a quantidade necessária é muito reduzida, o que aumenta a precisão da colocação.

2. São incorporados três aminoácidos em vez de um e as diferentes cargas melhoraram a interação com o colagénio degradado no interior da lesão, aumentando assim a eficácia.

Indicações

Todas as formas de dentina cariada.

Cáries radiculares.

Paciente clinicamente comprometido.

Pacientes ansiosos.

Desvantagens

 É necessária uma formação extensiva e instrumentos personalizados, o que aumenta o custo da solução.

PAPACARIAS

Em 2003, um projeto de pesquisa no Brasil levou ao desenvolvimento de uma nova fórmula para universalizar o uso do método quimio-mecânico para remoção de cáries e promover seu uso na saúde pública. A nova fórmula ficou conhecida comercialmente como Papacarie.

O Papacarie é constituído essencialmente por papaína, cloraminas, azul de toluidina, sais e veículo espessante.

Papaína

A papaína é uma enzima proteolítica. Tem caraterísticas bactericidas, bacteriostáticas e anti-inflamatórias. Semelhante à pepsina humana, a papaína actua como um agente desbridante e anti-inflamatório que não danifica o tecido saudável e acelera o processo cicatricial. A papaína provém do látex das folhas e dos frutos da papaia verde adulta. A papaína só actua em tecidos infectados porque os tecidos infectados carecem de uma antiprotease plasmática denominada a1-anti-tripisina. A a1-antitripisina está presente apenas nos tecidos sãos e inibe a digestão das proteínas. A ausência da a1-anti-tripisina nos tecidos infectados permite que a papaína quebre as moléculas de colagénio parcialmente degradadas.

Cloramina

É um composto constituído por cloro e amoníaco e tem propriedades bactericidas e desinfectantes. É muito utilizada como solução de irrigação dos canais radiculares para amolecer quimicamente a dentina cariada. A porção degradada do colagénio da dentina cariada é clorada pela cloramina e é facilmente removida com uma escavadora.

Azul de toluidina

Inicialmente, o verde de malaquite foi utilizado como agente corante, no entanto, após alguns estudos, o azul de toluidina foi considerado altamente eficaz contra o Streptococcus mutans. Trata-se de um pigmento fotossensível que se fixa na membrana bacteriana.

Modo de ação:

Quando o papacarie é aplicado sobre os dentes cariados, no espaço de um minuto provoca um desbridamento químico, que se deve ao gel de papaína. Degradação e eliminação do manto de fibrina (formado pelo processo de cárie) seguida da quebra das moléculas de colagénio. O colagénio degradado é então clorado por cloraminas, que também libertam oxigénio, resultando numa ação borbulhante e no branqueamento do gel. A efervescência perturba a ligação de hidrogénio e afecta a estrutura secundária e quaternária, o que leva ao amolecimento da dentina e facilita a remoção do tecido cariado.

Vantagens

1. O Papacarie é um gel biocompatível com propriedades antibacterianas que elimina a necessidade de anestesia, remove apenas o tecido comprometido e preserva melhor o tecido saudável.

2. A formação de uma camada de esfregaço não é observada após a utilização do gel.

3. O gel combina um tratamento atraumático com propriedades antibacterianas sem afetar os tecidos sãos e sem provocar dor.

4. A papa carie foi avaliada in vitro quanto à citotoxicidade em cultura de fibroblastos em diferentes concentrações (2, 4, 6, 8 e 10%) e revelou-se segura e não citotóxica em cultura de fibroblastos in vitro.

3) **Testes de atividade de cárie**

□ Os testes de atividade de cárie têm sido utilizados na investigação dentária durante muitos anos e alguns testes foram adaptados para utilização de rotina no consultório dentário. Atualmente, não existe um teste ideal, embora os testes de atividade de cárie sejam um complemento valioso para a motivação do paciente num programa de controlo da placa bacteriana.

A. Contagem de colónias de Lactobacillus

 Ação: Este teste, introduzido pela primeira vez por Hadley em 1953, estima o número de bactérias acidogénicas e acidúricas na saliva do doente, contando o número de colónias que aparecem em placas de ágar peptona de tomate após inoculação com uma amostra de saliva.

A. Equipamento: O material necessário inclui frascos de recolha de saliva, parafina, tubos de 9 ml de soro fisiológico, 2 placas de ágar, 2 varetas de vidro dobradas, instalações para incubação e um Quebec. O método consiste em fazer o indivíduo mastigar parafina antes do pequeno-almoço e depois recolher a saliva num frasco. Agita-se a amostra para a misturar. Prepara-se uma diluição de 1:10 pipetando 1 ml da amostra de saliva para um tubo de 9 ml de solução salina esterilizada. Agita-se e preparam-se diluições 1:100 pipetando 1 ml da diluição 1:10 para outro tubo de 9 ml de solução salina estéril. As diluições 1:100 são bem misturadas e 0,4 ml de cada diluição são espalhados na superfície de uma placa de ágar com uma vareta de vidro dobrada. As placas são rotuladas e incubadas a 37 °C durante 3 a 4 dias. Em seguida, proceder à contagem do número de colónias utilizando o contador Quebec.

B. Teste Snyder

 Ação: O teste de Snyder mede a rapidez da formação do ácido quando uma amostra de saliva estimulada é inoculada em ágar glucose ajustado para pH 4,7 a 5 e com verde de bromocresol como indicador de cor. Indiretamente, o teste é também uma medida das bactérias acidogénicas e acidúricas.

Equipamento: O equipamento inclui frascos de recolha de saliva, parafina, um tubo de ágar Synder glucose contendo verde de bromocresol e ajustado para pH 4,7 a 5, pipetas e instalações de incubação.

□ **Procedimento**: A saliva é recolhida antes do pequeno-almoço, fazendo com que o indivíduo mastigue parafina. Derrete-se um tubo de ágar glucose Synder e arrefece-se a 50°C. A amostra de saliva é agitada vigorosamente durante 3 minutos. Pipeta-se 0,2 ml de saliva para o tubo de ágar e mistura-se imediatamente, rodando o tubo. Deixar o ágar solidificar no tubo e incubar a 37°. A mudança de cor do indicador é observada após 24, 48 e 72 horas de incubação, por comparação com um tubo incubado contra um fundo branco. □ Este teste corresponde a algumas das caraterísticas do "teste ideal". Synder e outros descobriram uma alta correlação entre o teste de produção de ácido synder did e a contagem de placas de lactobacilos. Além disso, Synder e outros encontraram uma correlação elevada entre a atividade clínica de cárie e o teste +ve. Synder numa base de grupo. A melhor concordância foi entre um teste de Synder -ve e a ausência de atividade de cárie.

Vantagens

□ Relativamente simples de realizar.

□ Os testes são úteis para avaliar o desafio cariogénico.

□ É necessário apenas um tubo e não são necessárias diluições em série.

Desvantagens

□ Demora muito tempo.

□ Por vezes, as mudanças de cor não são tão claras.

Teste da redutase

□ **Ação**: O teste mede a velocidade a que uma molécula indicadora, o diazoresorcinol, muda de azul para vermelho para incolor ou leucoforma ao ser reduzida pela flora salivar mista. Rapp afirma que o teste "mede a atividade de uma única enzima, a redutase. Esta enzima está envolvida em

algumas reacções muito definidas e limitadoras da formação de produtos perigosos para a superfície do dente.

□ **Equipamento**: O teste da redutase é fornecido num kit que inclui tubos de recolha de saliva calibrados com o reagente no interior da tampa dos tubos e parafina aromatizada.

□ **Procedimento**: A saliva é recolhida mastigando parafina especial aromatizada e expectorando diretamente para o tubo de recolha. Quando a saliva atinge a marca de calibração (5 ml), a tampa do reagente é recolocada. A amostra é misturada com uma quantidade fixa de diazoresorcinol, o reagente com o qual a enzima redutase deve reagir. A mudança de cor após 30 segundos e após 15 minutos é considerada como uma medida da atividade da cárie.

Teste de capacidade tampão

□ **Ação**: A capacidade tampão pode ser quantificada utilizando um medidor de pH ou indicadores de cor. O teste mede o número de milímetros de ácido necessários para baixar o pH da saliva através de um intervalo de pH arbitrário, como de pH 7,0 para 6,0, ou a quantidade de ácido ou base necessária para levar os indicadores de cor ao seu ponto final.

□ **Equipamento**: O equipamento de agulha inclui um medidor de pH e equipamento de titulação, ácido lático 0,05n, base 0,05N, parafina e frascos de vidro esterilizados contendo uma pequena quantidade de óleo

□ **Procedimento**: São colhidos 10 milímetros de saliva estimulada sob óleo, pelo menos 1 hora depois de comer; 5 ml desta saliva são medidos num aparelho de medição. Depois de corrigir o medidor de pH para a temperatura ambiente, o pH da saliva é ajustado através da adição de ácido lático ou de uma base. Regista-se novamente o nível de ácido lático na proveta graduada. Adiciona-se então ácido lático à amostra até se atingir um pH de 6,0. O número de milímetros de ácido lático necessários para reduzir o pH de 7,0 para 6,0 é uma medida da capacidade tampão.

O TESTE DO CABO

Princípio em causa: O mesmo que o teste de Snyder.

Procedimento:

A flora oral é recolhida por esfregaço das superfícies bucais dos dentes com um aplicador de algodão, que é subsequentemente incubado no meio. A alteração do pH após 48 horas de incubação é lida num medidor de pH ou a alteração da cor é lida através da utilização de um comparador de cores.

Vantagens: Útil na previsão de aumentos ou alterações de cáries, particularmente em crianças, uma vez que não é necessária a recolha de saliva.

TESTE DE ALBANS

Trata-se de um substituto simplificado do teste Snyder.

Princípio em causa: O mesmo que o teste de Snyder.

Procedimento: Preparar o meio de teste de Alban:

Materiais necessários

- Ágar de teste Snyder
- Uma pequena balança, para medir 60 gramas.
- Um copo de pirex de 2 litros, para derreter o meio.
- Um funil, para distribuir o meio nos tubos de ensaio.
- 100 tubos de ensaio de 16 mm com tampa de rosca.

Colocam-se 60 g de ágar de ensaio Snyder em 1 litro de água e leva-se a suspensão a ferver em lume brando. Depois de completamente derretido, o ágar é distribuído em cerca de 5 ml por tubo. Estes tubos devem ser autoclavados durante 15 minutos. Em seguida, são arrefecidos e armazenados no frigorífico.

Passos

 São retirados do frigorífico 2 tubos de meio Alban.

 Pede-se ao doente que expectore uma pequena quantidade de saliva diretamente para os tubos.

 Os tubos são rotulados e incubados a 37°C (98,6°F) durante um máximo de 4 dias.

 Os tubos são observados diariamente para;

 Mudança de cor de verde-azulado (pH 5) para amarelo definido (pH 4 ou inferior)

 A profundidade no meio em que a mudança ocorreu.

 Os resultados diários recolhidos durante um período de 4 dias registados na ficha do doente.

Vantagens

 Utilização de um meio um pouco mais macio que permite a difusão da saliva e dos ácidos sem necessidade de derreter o meio.

 Utilização de um procedimento de amostragem mais simples em que o doente expectora diretamente para tubos que contêm o meio.

 Baixo custo.

 Valor de diagnóstico mesmo quando são obtidos resultados negativos.

 Valor motivacional (ideal para a educação).

 Bom para indicar a inatividade da cárie.

Desvantagens

 É necessária mais armamentaria.

□ Baseado na avaliação subjectiva de uma mudança de cor que, muitas vezes, não é clara.

TESTE DEWAR

Princípio de funcionamento: O mesmo que o ensaio de dissolução de cálcio de Fosdick.

Procedimento: Igual ao teste de dissolução de cálcio de Fosdick, a diferença é que no teste de Dewar mede-se o pH final após 4 horas, em vez da quantidade de cálcio dissolvido.

Este procedimento não é utilizado habitualmente, uma vez que não foi adequadamente testado para correlação clínica.

LIMITAÇÕES DOS ACTUAIS TESTES DE ACTIVIDADE DE CÁRIE

□ Uma vez que os testes de atividade de cárie medem um único parâmetro, como a produção de ácido ou a contagem de colónias de espécies bacterianas, nenhum destes testes é um indicador altamente fiável dos aumentos de cárie esperados. É preferível utilizar uma combinação de testes para resolver este problema.

□ A maioria dos testes consome muito tempo.

□ É necessário desenvolver testes na cadeira.

TRANSILUMINAÇÃO POR FIBRA ÓPTICA

O método qualitativo denominado transiluminação por fibra ótica (FOTI) foi utilizado pela primeira vez na década de 1970. Trata-se de uma operação simples, não invasiva e indolor, que o paciente não corre o risco de repetir. É eficaz na deteção de lesões proximais e pode ser utilizada para identificar cáries em todas as superfícies. Relativamente às lesões da dentina oclusal, uma revisão recente encontrou uma sensibilidade média de apenas 14 e uma especificidade de 95, enquanto que para as lesões proximais, uma sensibilidade e especificidade de 4 e 100%. A abordagem FOTI tem algumas desvantagens: é mais subjectiva do que objetiva. Não é efectuada qualquer produção contínua de dados. É impossível captar o que é visto como uma imagem

Princípio da FOTI: Funciona devido aos diferentes índices de transmissão da luz para a cárie, a estrutura dentária sã e o periodonto saudável. Uma vez que a estrutura dentária cariada tem um índice de transmissão de luz inferior ao da estrutura dentária sã, uma área de cárie aparece como uma sombra escurecida que segue a propagação da cárie ao longo do trajeto dos túbulos dentinários. A transiluminação por fibra ótica utiliza luz branca de alta intensidade que é apresentada através de uma pequena abertura sob a forma de uma peça de mão dentária. A ponta tem 0,5 mm; a fonte de luz é uma lâmpada de halogéneo de 150 watts regulada para a intensidade máxima. A sonda é aplicada perpendicularmente às superfícies vestibular e lingual e a sua posição e angulação variam para obter a máxima dispersão da luz através da lesão. A diminuição da transmissão é interpretada pelo observador, tradicionalmente como uma escala de classificação comum. Escala de profundidade da sombra Pontuação 0 = sã Pontuação 1 = sombra no esmalte Pontuação 2 = sombra na dentina

É um procedimento simples, não invasivo, indolor e que pode ser utilizado repetidamente sem qualquer risco para o paciente. Pode ser utilizado para a deteção de cáries em todas as superfícies; e é particularmente útil em lesões proximais. A investigação em torno do FOTI está algo polarizada, com uma revisão recente a encontrar uma sensibilidade média de apenas 14 e uma especificidade de 95 quando se consideram lesões de dentina oclusal, e 4 e 100% para lesões proximais. Existem algumas limitações do FOTI: o sistema é subjetivo e não objetivo. Não são emitidos dados contínuos e não é possível registar o que é visto sob a forma de uma imagem.

A transiluminação por fibra ótica (FOTI) é um procedimento simples e não invasivo que consiste em iluminar os dentes - utilizando um dispositivo portátil - com um feixe estreito de luz branca de alta intensidade. É considerado um método válido e amplamente aceite para a deteção de lesões de cárie proximais. Com base no princípio da FOTI, surge uma sombra escura quando se examina a superfície com cristais de esmalte rompidos - devido ao processo de desmineralização. Isto acontece devido às alterações na dispersão e absorção dos fotões de luz. A transiluminação está relacionada com o posicionamento de uma fonte de luz contra o lado do dente (geralmente vestibular ou lingual) e, na maioria das vezes, é utilizada uma fonte de luz ótica fibre (transiluminação ótica fibre; FOTI). O método de FOTI baseia-se no princípio de que uma estrutura dentária sã tem um índice de transmissão de luz mais elevado do que um dente cariado. Por outras palavras, os fotões são dispersos quando o dente está desmineralizado.32 É utilizado principalmente para a deteção de lesões cariosas proximais, auxiliando a inspeção visual e complementando os métodos radiográficos, embora os estudos tenham indicado que também pode melhorar a deteção visual de lesões oclusais. As lesões cariosas limitadas ao esmalte aparecem como sombras cinzentas, e as lesões na dentina aparecem como sombras castanho-alaranjadas ou azuladas. A utilização da transiluminação tem sido limitada, apesar de ter sido promovida durante mais de 30 anos e de ter sido relatada como sendo semelhante em validade à inspeção visual e mais sensível do que a radiografia para a deteção de lesões oclusais.30,33 Uma limitação da FOTI é a falta de um registo visual, pelo que o desenvolvimento da imagem digital FOTI (DIFOTI) ultrapassou este problema.34 Até à data, os sistemas disponíveis no mercado não têm fornecido software que permita a quantificação das alterações da lesão, apesar de ter sido lançado recentemente um novo sistema DIFOTI (DIAGNOcamTM, KaVo Dental Gmbh, Biberach, Alemanha). O esmalte saudável é formado por cristais de hidroxiapatite densamente compactados. Quando esta estrutura é rompida, na presença de desmineralização, os fotões de luz são dispersos, resultando numa perturbação ótica. Quando examinamos os tecidos cariados com um dispositivo de fibra ótica, observamos sombras escuras ao longo dos túbulos dentinários, uma vez que estes têm um índice de transmissão de luz mais baixo em comparação com a estrutura sã do dente. A melhor utilização do aparelho de transiluminação por fibra ótica (FOTI) é para avaliar a profundidade das lesões oclusais (se a cárie atingiu a dentina ou não) e para a deteção das lesões proximais. O esmalte saudável é formado por cristais de hidroxiapatite densamente compactados. Quando esta estrutura é rompida, na presença de desmineralização, os fotões de luz são dispersos, resultando numa perturbação ótica. Quando examinamos os tecidos cariados com um dispositivo de fibra ótica, observamos sombras escuras ao longo dos túbulos dentinários, uma vez que estes têm um índice de transmissão de luz mais baixo em comparação com a estrutura sã do dente. A melhor utilização do dispositivo de transiluminação por fibra ótica (FOTI) é para avaliar a profundidade das lesões oclusais (se a cárie atingiu ou não a dentina) e para a deteção das lesões proximais.

IMAGEM DIGITAL

A imagem digital é uma imagem composta por uma série de sensores e pixéis distribuídos de forma ordenada. As vantagens da imagem digital em relação à radiografia convencional são as seguintes ;

- A dose de radiação é aproximadamente 60-90% mais baixa,

- O recetor da imagem é frequentemente maior,

- A imagem está imediatamente disponível,

- A imagem pode ser transferida eletronicamente,

- A ampliação, o contraste e a luminosidade podem ser ajustados,

- Não há necessidade de soluções de processamento, protegendo o ambiente e reduzindo os custos.

Para poderem ser vistas nas radiografias, as lesões devem apresentar 40% de desmineralização. Isto significa que a deteção de lesões mais profundas é significativamente mais difícil em comparação com as lesões superficiais. Num estudo in vitro que comparou a capacidade da imagem radiográfica convencional com a dos sistemas de imagem digital na deteção de cáries proximais, concluiu-se que estes dois sistemas forneciam resultados semelhantes, não apresentando diferenças significativas em relação a outro. É altamente recomendável a utilização de imagens digitais, uma vez que a dose de radiação é significativamente menor.

XERORADIOGRAFIA

A xeroradiografia é um método relativamente novo de registo de imagens sem película, baseado num processo eletrostático semelhante ao utilizado em algumas máquinas de fotocópia. Caraterísticas como o acentuado realce dos bordos (diferenciação de áreas de diferentes densidades, especialmente nas margens ou nos bordos), a possibilidade de escolher entre ecrãs positivos e negativos, um bom detalhe e uma ampla latitude de exposição tornam a xeroradiografia atractiva.

A unidade de xeroradiografia dentária é um sistema de 110 placas receptoras de imagens de tamanho 1 e 2, constituídas por películas de alumínio revestidas por uma camada de partículas de selénio, que se adaptam convenientemente à cavidade oral.

Quando os raios X passam pela película, provocam a descarga selectiva das partículas, o que forma a imagem latente, que é convertida numa imagem positiva através de um processo denominado revelação na unidade de processamento.

As xeroradiografias têm maior capacidade de resolução de estruturas finas do que as radiografias convencionais e, significativamente, requerem apenas um terço da exposição das películas convencionais de velocidade D. As cáries com detalhes finos dos dentes e do osso podem ser bem visualizadas nas xeroradiografias. Ocasionalmente, o realce excessivo dos bordos à volta das restaurações metálicas estimula as cáries recorrentes. Esta situação pode ser ultrapassada reduzindo a exposição ou o contraste nas xeroradiografias

Esta técnica utiliza o processo de cópia xeroradiográfica para registar imagens produzidas por raios X. A xeroradiografia é duas vezes mais sensível do que as películas D-Speed. Esta técnica oferece a oportunidade de realce de bordas. O realce dos bordos ajuda a distinguir as áreas de diferentes densidades nas margens ou nos bordos. Durante muitos anos, a xeroradiografia foi considerada uma técnica promissora para a deteção de cáries mas, de acordo com estudos recentes, é considerada equivalente às películas E-Speed utilizadas na radiografia convencional.

Subcategoria Radiografia

A radiografia de subtração digital (DSR) é uma ferramenta de análise de imagem mais avançada. Este método permite distinguir pequenas diferenças entre radiografias subsequentes que, de outra forma, não seriam observadas devido à sobreprojecção de estruturas anatómicas ou a diferenças de densidade demasiado pequenas para serem reconhecidas pelo olho humano. A radiografia de subtração digital tem sido utilizada na avaliação da progressão, paragem ou regressão de lesões de cárie. A premissa básica da radiologia de subtração é que duas radiografias do mesmo objeto podem ser comparadas utilizando os seus valores de pixel. O valor dos pixels do primeiro objeto é subtraído da segunda imagem. Se não houver alterações, o pixel resultante terá o valor 0; qualquer valor que não seja 0 deve ser atribuído ao início ou à progressão da desmineralização, ou à regressão. Quando há regressão da cárie, o resultado será um valor superior a zero (aumento dos valores dos pixéis). No caso de regressão da cárie, o resultado é o oposto e o resultado será um valor abaixo de zero (diminuição dos valores de pixel). As imagens de subtração realçam, portanto, esta alteração e a sensibilidade é aumentada. Esta técnica é amplamente utilizada para a deteção de cáries e avaliação da perda óssea em periodontologia. A digitalização é feita tirando uma fotografia da radiografia com uma câmara de vídeo de alta qualidade. Esta imagem é transferida para um dispositivo de imagem computorizada designado por digitalizador. Duas radiografias padronizadas expostas às mesmas quantidades de feixe são sobrepostas utilizando um software. A diferença entre as duas imagens aparece como áreas escuras e brilhantes.

Mini-D

Este dispositivo baseia-se no princípio da fibra ótica, é fácil de utilizar e não necessita de calibração. O Mini-D utiliza tecnologias LED e de fibra ótica para detetar lesões de cárie oclusais e proximais. Este dispositivo emite luz LED com um comprimento de onda de 635-880 nm, analisa a luz reflectida pela superfície do dente e converte-a em sinais eléctricos. A presença de cáries é identificada por dois sinais: som e luz (a luz verde passa a vermelha). Também é eficaz em ambiente húmido, mas a placa bacteriana tem de ser removida antes do exame.

FLUORESCÊNCIA

Trata-se de um método de diagnóstico dentário bem conhecido. Quando a tecnologia de fluorescência quantitativa induzida por luz (QLF) foi introduzida pela primeira vez em 1995, foi imediatamente utilizada para acompanhar a progressão das lesões de cárie. Desde então, numerosos estudos demonstraram que o sistema QLFTM pode identificar e seguir as cáries em crianças e adultos em tempo real. Para distinguir entre as cáries e o esmalte saudável circundante, a QLF utiliza a fluorescência natural dos dentes, que é determinada pelas caraterísticas de absorção e dispersão da luz dos dentes. Com a desmineralização, a auto fluorescência do tecido dentário diminui. O QLF quantifica a alteração percentual da fluorescência no esmalte desmineralizado em relação ao esmalte sadio circundante e correlaciona-o com a quantidade de mineral perdido durante a desmineralização. Quando se observam as lesões de cárie com QLF, estas aparecem escuras. Isto baseia-se na ideia de que um tecido desmineralizado limita a penetração da luz devido à dispersão excessiva de fotões que ocorre quando os fotões entram na lesão, limitando a possibilidade de um fotão ser absorvido e a fluorescência emitida. Um estudo indicou que a sensibilidade e a especificidade deste método são de 64% e 80% [40]. Foram desenvolvidos dois métodos baseados na fluorescência dos componentes orgânicos dos dentes; são eles a fluorescência quantitativa induzida por luz [QLF (QLF-clin, Inspetor Research Systems BV, Amesterdão, Países Baixos)], que utiliza uma lâmpada de arco com um comprimento de onda de 290-450 nm, e o DIAGNOdent (KaVo Dental laser fluorescence pen, DIAGNOdent pen, Lake Zurich), que utiliza luz infravermelha e tem um comprimento de onda de 655 nm.

Foram desenvolvidos dois métodos baseados na fluorescência dos componentes orgânicos dos dentes; são eles a fluorescência quantitativa induzida por luz [QLF (QLF-clin, Inspetor Research Systems BV, Amesterdão, Países Baixos)], que utiliza uma lâmpada de arco com um comprimento de onda de 290-450 nm, e o DIAGNOdent (KaVo Dental laser fluorescence pen, DIAGNOdent pen, Lake Zurich), que utiliza luz infravermelha e tem um comprimento de onda de 655 nm

FLUORESCÊNCIA DA LUZ:

Princípio: A autofluorescência do dente altera-se à medida que o conteúdo mineral do tecido duro dentário se altera. O aumento da porosidade devido a uma lesão subsuperficial do esmalte dispersa a luz quando esta entra no dente ou quando a fluorescência é emitida, resultando numa perda da sua fluorescência natural. As alterações na fluorescência do esmalte podem ser detectadas e medidas quando o dente é iluminado por luz azul-violeta (comprimentos de onda 290-450 nm, média 380 nm) a partir de uma peça de mão de uma câmara, após a captura de imagens utilizando uma câmara equipada com um filtro amarelo de 520 nm de alta passagem. O método QLF pode igualmente medir e quantificar a fluorescência vermelha (RF) dos microrganismos presentes na placa bacteriana. O equipamento QLF é constituído por uma caixa de luz com uma lâmpada de xénon e uma peça de mão, de aspeto semelhante ao de uma câmara intra-oral. A luz é transmitida à peça de mão através de um guia de luz líquido e a peça de mão contém o filtro passa-banda. As imagens em direto são visualizadas através de um computador e o software que o acompanha permite a introdução dos dados do paciente e a captação e armazenamento de imagens individuais dos dentes de interesse. O QLF pode obter imagens de todas as superfícies dentárias, exceto interproximalmente. A técnica de fluorescência qualitativa induzida por luz (QLF) pode quantificar pequenas alterações nos dentes com base na autofluorescência, que ocorre quando o dente é exposto a uma luz azul visível de 405 nm. O dispositivo QLF é composto por um díodo emissor de luz (LED), um filtro indutor e um sensor semicondutor de óxido metálico. A perda de fluorescência ocorre devido à desmineralização do dente. Quanto maior for a perda mineral, maior será a perda de fluorescência do dente. Mesmo lesões precoces com pequenas alterações minerais podem ser detectadas e monitorizadas eficazmente. Quando existe uma lesão, um aumento na dispersão da luz faz com que a lesão apareça como manchas escuras num fundo verde brilhante. As imagens fluorescentes do dente são digitalizadas e avaliadas quantitativamente relativamente às estruturas dentárias saudáveis adjacentes. Uma lesão é definida como qualquer região com uma redução na fluorescência de mais de 5%. A fluorescência qualitativa induzida por luz (QLF) é um método não invasivo que pode ser utilizado - em conjunto com o exame visual-tátil e radiográfico convencional - para melhorar o diagnóstico de cáries precoces do esmalte. Ajuda na deteção, quantificação e monitorização de lesões precoces de cárie que os métodos convencionais podem não detetar. Além disso, a QLF pode determinar simultaneamente a profundidade e a atividade bacteriana da cárie dentária. A QLF também evita as consequências negativas da exposição à radiação que estão associadas à avaliação radiográfica tradicional. A QLF apresenta um excelente desempenho e sensibilidade na deteção e quantificação de lesões precoces de cárie lisa e oclusal. Além disso, Oh et al. relataram um melhor desempenho da QLF na deteção de lesões de cárie oclusal do que os métodos convencionais isolados, mas não na deteção de cáries proximais. Uma vez que a intensidade da luz transmitida através da superfície oclusal já é reflectida antes de atingir a lesão de cárie proximal, a identificação da lesão é difícil se o grau de cárie não exceder um determinado limiar. O desempenho da avaliação QLF pode ser afetado pela presença de factores de confusão, tais como a presença de placa dentária, manchas, detritos e saliva. Por conseguinte, um clínico não deve confiar apenas na QVLF para a deteção de lesões de cárie.

FLUORECÊNCIA LASER: A fluorescência laser (LF) é um dispositivo não invasivo utilizado para detetar lesões de cárie e estimar a sua profundidade através da exposição do dente a um laser não ionizante. Consiste numa ponta que emite luz vermelha monocromática com um comprimento de onda de 655 nm e um sensor que detecta a fluorescência retrodifundida do dente examinado e produz uma imagem hiperespectral bidimensional. Os dentes cariados geram fluorescência proporcional ao grau de cárie, enquanto os dentes limpos e saudáveis produzem pouca ou nenhuma fluorescência. Foi proposto que estas alterações de fluorescência são causadas pela protoporfirina, um pigmento fotossensível encontrado nos tecidos cariados como consequência da atividade metabólica bacteriana. Verificou-se que a fluorescência laser (LF) tende a apresentar uma maior especificidade do que sensibilidade para a deteção de cáries em esmalte. O desempenho da LF é melhor com lesões maiores. Além disso, Kapor et al. concluíram que o exame LF apresenta uma elevada sensibilidade e especificidade. No entanto, não deve ser utilizado isoladamente para evitar o tratamento excessivo. Em comparação com o QLF, Diniz et al. relataram uma maior sensibilidade do dispositivo de fluorescência laser (caneta LF) na deteção de cáries oclusais

As técnicas de deteção de fluorescência a laser, tais como o DIAGNOdent®, (KaVo USA), baseiam-se na refração diferencial da luz à medida que esta atravessa a estrutura dentária sã e a estrutura dentária cariada. Os valores vão de 0 (sem fluorescência) a 99 (fluorescência máxima)

A luz é transmitida através de uma fibra ótica descendente para uma sonda portátil, com uma ponta oblíqua que é aplicada na superfície dentária. O dispositivo é fornecido com duas cabeças activas de fibra ótica, uma angular para superfícies oclusais e outra reta para superfícies lisas. A calibração das hastes DIAGNOdent é efectuada em esmalte saudável. As moléculas orgânicas e inorgânicas da substância dentária absorvem a luz e a fluorescência aparece no espetro infravermelho. A fluorescência emitida, bem como a luz dispersa, são captadas e transmitidas através das fibras ascendentes para um detetor de fotodíodos. A excitação retrodifundida e a luz ambiente de comprimento de onda curto são absorvidas através de um filtro em frente do detetor de fotodíodos. Para distinguir a fluorescência da luz ambiente, o díodo laser é modulado. Ao amplificar apenas a fração modulada do sinal, a luz ambiente é suprimida. O sinal é finalmente processado e apresentado num ecrã como um número inteiro entre 0 e 99, dependendo do valor máximo e do tempo; é emitido um sinal áudio. Para recolher a fluorescência da extensão máxima das lesões cariosas nas superfícies oclusais, o instrumento tem de ser inclinado sobre as superfícies inspeccionadas. As variações na potência de saída do laser devem ser regularmente compensadas através da calibração do instrumento em relação à fluorescência padrão, de acordo com as instruções do fabricante. A fluorescência aumenta na presença de substância dentária cariada. A origem da fluorescência ainda está a ser debatida, mas as proto- e mesoporfirinas, metabolitos bacterianos na cadeia respiratória mitocondrial, desempenham um papel importante. O aumento da fluorescência nas lesões cariosas deve-se muito provavelmente à porfirina, especialmente à protoporfirina IX, que é sintetizada pelos microrganismos orais.

LASER DE DIÓXIDO DE CARBONO

A razão da aplicação do laser de dióxido de carbono como ferramenta de diagnóstico deve-se ao facto de a subsuperfície da lesão cariosa ter mais compostos orgânicos do que os tecidos sãos adjacentes. Quando o laser de dióxido de carbono é aplicado a uma lesão incipiente, o conteúdo orgânico evapora-se, deixando um resíduo negro carbonizado, ao passo que a substância inorgânica do esmalte sólido, que contém uma quantidade mínima de água, é menos afetada pelo raio laser. Devem ser efectuados mais estudos clínicos para compreender a eficácia do laser de dióxido de carbono.

Câmara de fluorescência (VistaProof):

A câmara de fluorescência (VistaProof) baseia-se no fenómeno de fluorescência induzida pela luz. A VistaProof é uma câmara de fluorescência de alta resolução (Dürr Dental, Bietigheim-Bissingen, Alemanha) que se baseia em seis GaN-LEDs azuis que emitem uma luz de 405 nm. Com esta câmara, é possível digitalizar o sinal de vídeo da superfície dentária durante a emissão de fluorescência utilizando um sensor CCD (dispositivo de carga acoplada). Nestas imagens, é possível ver diferentes áreas da superfície dentária que fluorescem a verde (tecido dentário saudável) e a vermelho (tecido dentário cariado) 25. O software DBSWIN é utilizado para analisar as imagens e traduzir em valores o rácio de intensidade da fluorescência vermelha e verde. O software destaca as lesões e classifica-as numa escala de 0 a 5, dando uma orientação de tratamento na primeira avaliação: monitorização, remineralização ou tratamento invasivo.

Tecnologia LED (Midwest Caries I.D.): Recentemente, foi desenvolvido um dispositivo baseado na tecnologia LED - Midwest Caries I.D. - (DENTSPLY Professional, York, PA, EUA) para a deteção de cáries. O dispositivo portátil emite um díodo emissor de luz suave (LED) entre 635 nm e 880 nm e analisa a reflexão e a refração da luz emitida pela superfície do dente, que é captada por fibra ótica e convertida em sinais eléctricos para análise. O microprocessador do dispositivo contém um algoritmo baseado em computador que identifica a assinatura ótica diferente (alterações na translucidez e opacidade ópticas) entre o dente saudável e o desmineralizado.

DIAGNODENTE

Trata-se de um sistema de fluorescência laser que detecta alterações na estrutura do dente devido à desmineralização. Estas alterações estruturais provocam um aumento da fluorescência em comprimentos de onda de excitação específicos. A intensidade da fluorescência depende do comprimento de onda da luz, bem como da estrutura e do estado dos tecidos dentários duros. O DIAGNOdent com um díodo laser que gera um feixe de laser pulsado de 655 nm através de uma fibra central é transportado para a ponta do dispositivo e para o interior do dente. Quando a luz incidente interage com a substância do dente, estimula a luz fluorescente ou luminescente com comprimentos de onda deslocados de Stokes mais longos. A intensidade da fluorescência é uma função do grau de desmineralização ou da concentração bacteriana na região sondada. De facto, o mecanismo completo de fluorescência do DIAGNOdent ainda só é parcialmente compreendido. Existem duas teorias sobre o seu modo de ação. A primeira teoria é que quando a luz vermelha incidente encontra uma alteração na porosidade do tecido dentário devido à desmineralização, estimula a luz fluorescente de um comprimento de onda diferente. Esta luz fluorescente gerada viaja através de fibras de luz adicionais que estão dispostas concentricamente à volta da fibra central e um filtro elimina a luz ambiente para um microprocessador, que analisa e traduz o sinal num sinal acústico e num visor digital de valores numéricos que mostra um valor em tempo real e um valor máximo, que varia entre 0-99,9, que pode ser utilizado no protocolo de diagnóstico. A segunda teoria é que o DIAGNOdent responde à fluorescência emitida pelos metabolitos das bactérias cariogénicas, ou seja, mede o nível de atividade bacteriana cariogénica em termos de metabolitos. O DIAGNOdent funciona com base na premissa de que uma leitura de um nível elevado de bactérias indica uma probabilidade de ter uma estrutura de esmalte descalcificada. Por conseguinte, um ponto fraco desta tecnologia é o facto de todas as bactérias, e não apenas as relacionadas com as cáries, produzirem fluorescência. Muitos materiais orgânicos e não orgânicos, tais como manchas, placa bacteriana e cálculo, algumas pastas profilácticas, alimentos e até o próprio dente podem causar fluorescência. Em qualquer caso, uma das vantagens do sistema é que a natureza quantitativa das suas leituras fornece uma orientação básica sobre quando intervir. O decaimento num doente pode ser seguido longitudinalmente para monitorizar a extensão do decaimento em cada chamada. Concluiu-se num estudo in vitro61 que este dispositivo laser tinha uma maior validade de diagnóstico do que o monitor elétrico de cáries ECM e pode ser uma ferramenta valiosa na monitorização longitudinal da cárie e na avaliação do resultado de intervenções preventivas. No entanto, é pertinente mencionar que outros estudos demonstraram e foi reconhecido pelos criadores do DIAGNOdent que factores como a presença de placa bacteriana, pastas profilácticas dentárias, selantes de pressão e materiais de resina composta dão leituras falsas positivas com este instrumento. O objetivo do aparelho DIAGNOdent (KaVo Dental Corporation, Charlotte, NC, EUA) é identificar e medir os produtos bacterianos e as alterações na estrutura do dente numa lesão de cárie utilizando a tecnologia de fluorescência a laser. Este instrumento pequeno e portátil gera uma pontuação numérica entre 0-99 e requer uma superfície oclusal seca e limpa. As pontuações de limiar que indicam a presença e o tamanho de uma lesão foram recomendadas pelo fabricante. O aparelho é definitivamente mais sensível do que os métodos de diagnóstico convencionais, mas o risco mais elevado de diagnósticos falsos positivos limita a sua utilidade como abordagem de diagnóstico primário, de acordo com um estudo sistemático. De acordo com um estudo, a sensibilidade e a especificidade deste método são de 0,86 e 0,80, respetivamente. Este sistema tem um intervalo de 0 a 99. O valor 0 indica o estado mais saudável do dente. É um método eficaz na deteção de lesões iniciais sem cavitação. É também útil para medir diferentes valores de descalcificação em diferentes superfícies do dente. A sonda de fibra ótica dirigida para a superfície oclusal do dente emite uma luz com um comprimento de onda de 655 nm. As alterações causadas pela desmineralização são convertidas em valores numéricos e visualizadas no ecrã. A superfície a examinar deve estar limpa, uma vez que o cálculo dentário, a placa bacteriana e a descoloração podem provocar resultados falsos.

De acordo com estudos efectuados em dentes permanentes, é indicado que o DIAGNOdent tem uma elevada sensibilidade e uma baixa especificidade. Ter uma sensibilidade elevada significa que a ferramenta é adequada para a deteção de cáries, mas ter uma baixa especificidade significa que se obtém uma taxa mais elevada de resultados falsos positivos. Por conseguinte, recomenda-se a utilização do DIAGNOdent em combinação com outras técnicas

Recentemente, foi proposto no mercado um dispositivo denominado DIAGNOcam. Esta tecnologia utiliza um díodo laser de comprimento de onda de 780 nm para a transiluminação dos dentes. Os tecidos cariados absorvem mais luz do que o ambiente circundante e é utilizada uma câmara digital para monitorizar as imagens. Os tecidos cariados aparecem como manchas escuras. De acordo com um estudo recente, os resultados obtidos pelo DIAGNOcam correlacionam-se melhor com os resultados clínicos quando comparados com o DIAGNOdent.

Outra nova tecnologia é a caneta DIAGNOdent (KaVo Dental, Biberach, Alemanha). Este dispositivo funciona com o mesmo princípio que o DIAGNOdent e vem com duas pontas de fibra de safira diferentes: Uma ponta cilíndrica e uma ponta cónica. Num estudo que comparou o DIAGNOdent e a caneta DIAGNOdent na deteção de cáries oclusais, verificou-se que este novo dispositivo apresenta resultados comparáveis aos do DIAGNOdent

MONITOR ELECTRÓNICO DE CÁRIES

Foi demonstrado que a reação de desmineralização tem impacto na condutividade eléctrica do dente. A resistência do tecido dentário é medida utilizando o dispositivo ECM. Foi documentada uma maior condutividade nos dentes com cárie devido ao aumento da porosidade na estrutura do dente com cárie e à presença de saliva nesses poros. Isto resulta numa redução da resistência eléctrica. O monitor eletrónico de cáries (ECM) mede a resistência eléctrica do tecido dentário utilizando uma única corrente alternada de frequência fixa. Tanto as superfícies de esmalte como as de dentina exposta podem ser medidas. É utilizada uma sonda para enviar eletricidade através do dente e do corpo para um contra-electrodo, que é normalmente mantido na mão do paciente. Uma vez que o corpo tem uma resistência baixa em comparação com os tecidos dentários, o valor da resistência representa normalmente o valor do dente perto do ponto de contacto da sonda (Figura 5). Foi relatado que a ECM é uma ferramenta de diagnóstico de cáries sensível e prática e tem sido amplamente utilizada em estudos clínicos. A utilização da ECM oferece uma vantagem sobre o único exame visual-tátil no diagnóstico de lesões iniciais de cárie. Por conseguinte, foi sugerida a sua utilização em conjunto com o exame visual-tátil durante o exame dentário. Embora se afirme que a ECM é mais eficaz do que a FOTI e a radiografia intra-oral na deteção de lesões de cárie iniciais, tem algumas limitações. Como fator de confusão, foi demonstrado que a presença de manchas nas superfícies investigadas afecta o resultado do exame ECM. Além disso, a reprodutibilidade da ECM é questionável devido à possibilidade de inconsistência do local de contacto da sonda. Como resultado, a utilização da ECM para identificar lesões de cárie deve ser feita com precaução e em combinação com outros métodos de deteção de cáries.

Devido ao seu elevado conteúdo mineral, o esmalte sólido é um bom isolante elétrico. O processo de desmineralização resulta na formação de poros e a saliva preenche esses poros, formando um caminho condutor de corrente eléctrica. A condutância eléctrica aumenta à medida que os poros se tornam maiores, o que significa que a desmineralização é diretamente proporcional à condutância eléctrica. Num estudo in vivo realizado por Ashley, concluiu-se que, na deteção de lesões oclusais não cavitadas de dentes posteriores, as medições da condutividade eléctrica eram superiores ao exame visual, FOTI, radiografias convencionais e digitais bitewing. A elevada resistência à condução eléctrica dos tecidos duros dos dentes é a base da monitorização eletrónica da cárie (ECM). Embora o esmalte cariado apresente uma maior condutividade em comparação com o esmalte intacto, o esmalte é um mau condutor elétrico. O esmalte que foi desmineralizado torna-se mais poroso, enche-se de minerais da saliva e de fluidos contendo iões e, consequentemente, tem uma condutividade eléctrica melhorada. Foram criados dois instrumentos com pontas feitas para serem aplicadas na superfície oclusal e medir a condutividade eléctrica em fossas ou fissuras. Semelhante ao seu antecessor (Vanguard, Electronic Caries Detetor, Massachusetts Manufacturing 2Netherlands) foi criado para o diagnóstico de cáries da superfície oclusal e permite a identificação de lesões de desmineralização em fase inicial. A tabela apresenta os resultados de sensibilidade e especificidade da investigação in vitro e in vivo utilizando o ECM para tratar cáries oclusais

ULTRASSÓNICA

A primeira utilização de ultra-sons em medicina dentária foi feita por Baum et al. em 1963, tendo os ultra-sons sido utilizados pela primeira vez em 1956 para fins médicos. Os aparelhos de ultrassom apresentam um maior grau de sensibilidade na deteção de cáries proximais quando comparados às radiografias bitewing. No entanto, uma limitação desta metodologia é a sua capacidade de identificar a cárie dentária somente após o dente atingir um determinado nível de dano e após já terem ocorrido alterações na estrutura do esmalte e da dentina. O sistema de ultra-sons é composto por um transdutor (sonda) e um medidor de espessura de precisão ultrassónico. O transdutor de contacto é do tipo de ângulo reto com um diâmetro de contacto da ponta de 1,5 mm, uma frequência central nominal de 11 MHz e uma ponta de retardamento amovível em plexiglas. A ponta da linha de atraso do transdutor de contacto está em ângulo reto para que possa ser inserido ou utilizado em áreas de altura restrita. Estes transdutores de linha de atraso focalizados de alta frequência são compatíveis com qualquer instrumento ultrassónico capaz de apresentar um eco de retorno a profundidades tão pequenas como 0,010 polegadas. A gama útil é de 0,010 a 0,25 polegadas aproximadamente.

O princípio subjacente a esta técnica é o de que as ondas sonoras podem atravessar gases, líquidos e sólidos, bem como os limites entre eles, e as imagens dos tecidos podem ser obtidas através da recolha das ondas sonoras reflectidas. Para que as ondas sonoras cheguem ao dente, têm de passar primeiro por um mecanismo de acoplamento, geralmente água e glicerina33 As ondas ultra-sónicas de eco pulsado significam que qualquer impulso gerado no transdutor é transmitido para um meio (dente) e depois refletido de volta para o transdutor se atingir alguma descontinuidade. O som e a desmineralização podem ser diferenciados a partir da sua posição de eco no CRT. Na tecnologia de ultra-sons são utilizadas ondas sonoras com frequências (20 kHz) superiores às ouvidas pelos seres humanos. Durante a deteção de cáries, os ultra-sons dependem das variações substanciais na condutividade sónica entre o som e as estruturas dentárias desmineralizadas. A utilização de ultra-sons para detetar cáries é considerada simples, segura e fornece imagens em tempo real, entre outros benefícios. Um estudo recente relatou uma alta correlação entre os resultados dos exames histológicos e ultra-sonográficos na deteção de cáries em esmalte de superfície lisa. Embora tenha mostrado um desempenho promissor na deteção de cáries, existem apenas estudos limitados para avaliar a eficácia do sistema de ultra-sons na deteção de cáries.

As ondas sonoras podem ser utilizadas para a deteção de cáries. Os ultra-sons podem detetar lesões facilmente porque o tempo de viagem dos impulsos ultra-sónicos é diferente nos tecidos sãos e desmineralizados do esmalte. Este método é considerado promissor na deteção de lesões precoces do esmalte porque as lesões de manchas brancas confinadas ao esmalte não produzem ecos detectáveis ou produzem ecos fracos, enquanto as lesões mais profundas produzem amplitudes substancialmente mais elevadas.

TOMOGRAFIA DE COERÊNCIA ÓPTICA

A tomografia de coerência ótica (OCT) é uma técnica interferométrica que permite obter imagens transversais de estruturas biológicas sem o efeito negativo da exposição à radiação ionizante. Utiliza luz coerente com um comprimento de onda próximo do infravermelho que tem uma profundidade máxima de penetração através dos tecidos biológicos. A primeira utilização da OCT na investigação dentária foi efectuada por Colston et al. em 1998. Em medicina dentária, a OCT é utilizada em muitas aplicações, como a deteção de cáries, a avaliação da integridade marginal da restauração dentária e o diagnóstico de fissuras dentárias. A tomografia de coerência ótica (OCT) é uma ferramenta não invasiva que cria imagens 3D em tempo real com uma resolução micrométrica através da reflexão e retrodifusão da luz com base nas propriedades ópticas de absorção e dispersão do tecido examinado. A profundidade da imagem OCT é significativamente afetada pela translucidez do meio. As estruturas que não transmitem luz e as estruturas mais profundas são irrelevantes para a imagiologia por OCT. O esmalte sólido é praticamente transparente na gama de comprimentos de onda do OCT. O pré-molar com lesão proximal não cavitada que não era detetável nas vistas clínicas oclusais e linguais. Utilizando a NIRR, era visível uma mancha branca na vista oclusal (b), mas não na vista lingual (d). A junção dentina-esmalte (DEJ), que aparece como um bordo escuro, ajuda a distinguir entre esmalte e dentina nas imagens OCT. Os tecidos da cárie são mostrados como áreas brilhantes devido ao desenvolvimento de múltiplas micro-porosidades onde a retrodifusão do sinal OCT aumenta. A tomografia de coerência ótica (OCT) é uma tecnologia pronta para a indústria que é relativamente fácil de usar e pode ser aplicada com baixa potência ótica [24]. Em comparação com os dispositivos NIRT e FOTI, a OCT mostrou uma sensibilidade superior e um melhor desempenho durante a deteção de cáries. Pode ser utilizada como ferramenta complementar dos métodos convencionais de exame clínico para um diagnóstico mais claro. A tomografia de coerência ótica de fonte varrida (SS-OCT) é um tipo de modificação dos sistemas OCT convencionais. A SS-OCT utiliza um interferómetro com uma largura de linha estreita, um laser de varrimento de frequência e detectores para determinar a interferência em função do tempo. Os dispositivos SS-OCT mais recentes fornecem imagens de secções transversais em tempo real com uma resolução ao nível microscópico. A SS-OCT mostrou maior sensibilidade e especificidade do que a radiografia bitewing na deteção de cáries no esmalte e no terço externo da dentina. No entanto, para as cáries profundas, a SS-OCT apresentou uma sensibilidade inferior à da radiografia bitewing, mas com uma especificidade semelhante para ambos os métodos. Este facto foi explicado pela maior dispersão da luz na dentina do que no esmalte. Por outro lado, a principal falha da OCT é a dispersão significativa da luz nos comprimentos de onda do infravermelho próximo. Dependendo da estrutura, isto restringe a profundidade de penetração de algumas dezenas a centenas de microns. Para além disso, nas imagens de OCT, a câmara pulpar pode não ser claramente mostrada, impedindo assim a determinação da imagem de SS-OCT de cáries de esmalte de superfície lisa como zona brilhante (setas brancas) em (A1, e B1), e a sua vista histológica correspondente após secção transversal (A2, e B2). Observa-se uma lesão de esmalte não cavitada em (A1 e A2). No entanto, (B1 e B2) mostram uma lesão cavitada no esmalte, com extensão exacta da lesão para a polpa [25]. A OCT é um método não invasivo e seguro para o diagnóstico da cárie dentária e é adequado para utilização em mulheres grávidas e crianças pequenas. A utilização limitada dos dispositivos OCT nas clínicas dentárias deve-se à sua disponibilidade limitada em comparação com os dispositivos OFTI e NIRT. São necessários mais estudos para avaliar a exatidão do diagnóstico de cáries com OCT e SS-OCT.

Deteção de lesões de cárie secundárias

As cáries secundárias (também conhecidas como cáries recorrentes) são lesões de cárie que se formam perto da margem de uma restauração. Outras abordagens de exame, para além da avaliação visual-tátil, podem melhorar a longevidade da restauração. A cárie secundária pode ser prevista pela presença de fossas marginais, descoloração das estruturas dentárias adjacentes e lacunas na interface dente-restauração. Infelizmente, estes sinais não são indicadores fiáveis, o que torna a deteção de lesões de cárie secundária apenas com um exame visual um desafio. Alternativamente, confiar apenas na avaliação radiográfica pode resultar numa subestimação da extensão da lesão. A radiopacidade dos materiais de restauração pode contribuir para o diagnóstico incorreto de cáries secundárias. Vários estudos sugeriram a utilização da LF juntamente com os exames visual-tátil e radiográfico para a deteção de lesões secundárias. Embora a transiluminação NIR pareça ser promissora na deteção de cáries secundárias, existem poucos dados que a suportem. Apesar de terem sido realizados apenas alguns estudos para avaliar a utilização da avaliação visual-tátil com QLF, este método demonstrou um fraco desempenho. Embora as imagens de TCFC detectem mais corretamente as cáries proximais do que a radiografia bitewing, a presença de materiais de restauração de alta densidade, como a amálgama dentária e as restaurações de porcelana, resulta em artefactos metálicos. Isto reduz a precisão da TCFC na deteção de lesões de cárie secundárias. Devido ao seu número atómico e densidade, a restauração de amálgama produz mais artefactos do que a restauração de porcelana e metalo-cerâmica. Como resultado, há mais resultados falsos-positivos. No entanto, outros estudos demonstraram uma maior precisão de diagnóstico da TCFC em comparação com a radiografia bitewing na deteção de cáries secundárias em torno de restaurações de resina composta. A tomografia de coerência ótica (OCT) também foi investigada para a deteção de cáries secundárias. A presença de restaurações opacas e metálicas torna a deteção de cáries secundárias com OCT um desafio. No entanto, foi documentado o desempenho satisfatório da OCT na deteção de cáries secundárias em torno de restaurações da cor do dente que podem transmitir luz [. Além disso, a deteção de cáries secundárias em torno de restaurações com cor dos dentes pode ser estabelecida pelo sistema PTR/ LUM. Abrams et al. referiram que o sistema PTR/LUM (The Canary System, CS) tem potencial para um diagnóstico mais preciso de cáries secundárias à volta de restaurações de compómeros e de ionómero de vidro modificado por resina do que o exame visual-tátil, a fluorescência de díodos emissores de luz e a LF utilizada. Com base no que foi excedido, devem ser utilizados meios auxiliares de diagnóstico - para além dos exames visual-tátil e radiográfico convencionais - na deteção de lesões de cárie secundárias para melhorar os resultados do diagnóstico e evitar o tratamento excessivo. Isto aplica-se particularmente ao exame de dentes com restaurações de elevada capacidade. O acabamento das restaurações pode ser necessário para ultrapassar os limites de alguns meios de diagnóstico que são influenciados pela presença de manchas.

REFERÊNCIAS

1. Javaheri M, Maleki-Kambakhsh S, Etemad-Moghadam. Eficácia de dois corantes detectores de cárie no diagnóstico de cárie dentária. J Dent 2010; 7: 2.
2. Yılmaz H, Keleş S. Métodos recentes para o diagnóstico de cárie dentária em odontologia. Med Dent J 2018; 19: 1-8.
3. Se-YeonKim, Han-NaKim. Avaliação da cárie na primeira infância usando o teste de atividade de cárie ICDA Sand Snyder entre crianças pré-escolares: um estudo transversal. J Clin Pediatr Dent 2023; 47(6): 163-170.
4. Bennett T. Tecnologias emergentes para o diagnóstico da cárie dentária. J Apply Physic 105; 10.
5. Narula N, Bhatia O, Chauhan N, Yadav N, Meraj, Ali A. Avanços recentes no diagnóstico da cárie dentária. Eur Chem Bull 2023; 12: 6853 - 6861.
6. Abdulrahman D, Saffan Al. Abordagens actuais para o diagnóstico da lesão cariosa proximal precoce: Uma Revisão da Literatura. Cureus 2015; 8: e43489.
7. Stookey GK, Jackson RD, Zandona AGF, Analoui M. Diagnóstico da cárie dentária. Dent Clin Nor Am 1999; 43: 4.
8. John DB. Deteção e prevenção de cáries com energia laser. Dent Clin Nor Am 2000; 44: 4.

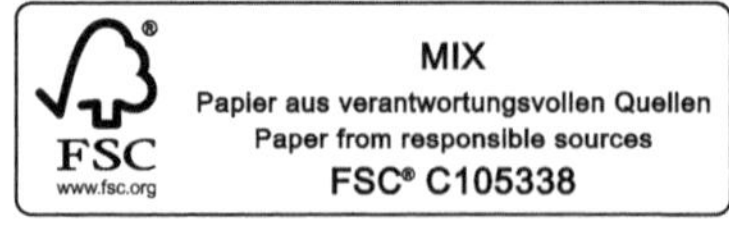

Printed by Books on Demand GmbH, Norderstedt / Germany